Amine Larnaout
Rania Lansari
Dhafer Skhiri

Papel dos enfermeiros na iniciação e vigilância do tratamento com lítio

Amine Larnaout
Rania Lansari
Dhafer Skhiri

Papel dos enfermeiros na iniciação e vigilância do tratamento com lítio

ScienciaScripts

Imprint
Any brand names and product names mentioned in this book are subject to trademark, brand or patent protection and are trademarks or registered trademarks of their respective holders. The use of brand names, product names, common names, trade names, product descriptions etc. even without a particular marking in this work is in no way to be construed to mean that such names may be regarded as unrestricted in respect of trademark and brand protection legislation and could thus be used by anyone.

Cover image: www.ingimage.com

This book is a translation from the original published under ISBN 978-620-8-06368-9.

Publisher:
Sciencia Scripts
is a trademark of
Dodo Books Indian Ocean Ltd. and OmniScriptum S.R.L publishing group

120 High Road, East Finchley, London, N2 9ED, United Kingdom
Str. Armeneasca 28/1, office 1, Chisinau MD-2012, Republic of Moldova, Europe
Printed at: see last page
ISBN: 978-620-8-34462-7

RESUMO

INTRODU CÇÃO

INTRODUÇÃO

O lítio é uma substância muito abundante que é utilizada principalmente para o tratamento da perturbação bipolar, que é uma perturbação mental caracterizada por períodos de humor baixo e depressão, bem como períodos de humor elevado e mania. Embora o mecanismo de ação seja relativamente desconhecido, o lítio actua como um estabilizador do humor que pode suavizar os altos e baixos que estas pessoas experimentam. [1]

Estas mudanças ocorrem geralmente ao longo de vários dias ou semanas. Nos estados de humor baixos, os indivíduos sentem-se sem esperança e desanimados; têm falta de energia e de concentração mental; e apresentam sintomas físicos, como distúrbios alimentares e do sono. Mas, a par destes estados de espírito baixos, também têm períodos de humor elevado, que são chamados episódios maníacos ou episódios hipomaníacos, dependendo do seu nível de gravidade.
Apesar de não haver cura para a doença bipolar, é muito importante identificar e tratar os indivíduos, uma vez que existe um perigo real de a pessoa se magoar a si própria ou até cometer suicídio. O lítio é o tratamento mais antigo conhecido para as perturbações bipolares e continua a ser o padrão de ouro. O lítio actua como um estabilizador do humor, suavizando os altos e baixos que os indivíduos experimentam, no entanto, pode ter efeitos secundários graves que exigem medidas especiais de prescrição e monitorização[2].

Os enfermeiros das enfermariasde psiquiatria que têm a responsabilidade de lidar com este tratamento têm de compreender como administrá-lo e as doses necessárias para a sua eficácia segura, juntamente com a vigilância necessária antes e depois da sua utilização, a deteção e monitorização de reacções adversas, para além do(s) protocolo(s) que deve(m) ser seguido(s) em caso de emergência, incluindo a toxicidade do lítio. [3]

Qual é o nível de conhecimento dos enfermeiros em psiquiatria sobre a monitorização do uso do lítio e dos efeitos secundários, ao mesmo tempo que estabelecem um protocolo para uma melhor monitorização da aplicação do lítio e vigilância dos efeitos secundários?

MATE R IAL

&

MÉTODO

MATERIAL E MÉTODO

1. A finalidade (objetivo) do estudo:

- Este estudo tem como principal objetivo a avaliação dos enfermeiros e dos seus conhecimentos no que diz respeito à manipulação do lítio no tratamento de doentes com perturbação bipolar.
- Esta avaliação conduzirá eventualmente à criação de um protocolo para a utilização de lítio por enfermeiros no tratamento de doentes com perturbação bipolar.

2. Tipo de estudo:

- Trata-se de um estudo descritivo.

3. Localização do estudo:

- Este estudo foi efectuado no serviço de psiquiatria D do hospital Razi de Manouba (Hôpital Razi).

4. Duração do estudo:

- Este estudo foi realizado de janeiro de 2021 a maio de 2021.

5. População visada:

- Enfermeiros que trabalham no serviço de psiquiatria D do hospital Razi de Manouba.

- **Inclusão critérios:**
  - Enfermeiros registados em psiquiatria.
  - Aceitou responder ao questionário.

- **Critérios de exclusão:**
  - respostas incompletas ao questionário.

- **Não incluído usio n critérios:**
  - Recusa em responder ao questionário.

- Experiência profissional inferior a um ano.

6. Recolha de dados:

- Concebemos um auto-questionário composto por duas partes:

- A primeira parte foi dedicada a dados sociodemográficos e profissionais .
- A segunda parte centrou-se na avaliação das práticas do pessoal e dos seus conhecimentos sobre a utilização do lítio no seu trabalho.
  - As perguntas foram ordenadas de acordo com a seguinte temática:
- Conhecimentos básicos sobre o lítio (forma farmacêutica, dosagem, indicações, família terapêutica, contra-indicações).
- Como administrar o lítio.
- A avaliação pré-terapêutica.
- A toxicidade do lítio.
- Como atuar em caso de sobredosagem ou toxicidade.
- A vigilância do lítio (vigilância a curto e a longo prazo).

7. Análise de dados e estatísticas:

- Os gráficos e as sondagens foram criados utilizando o software "Microsoft Excel".
- Os dados foram analisados utilizando o software "SPSS".
- Foram calculadas frequências e percentagens para as variáveis qualitativas e médias.

8. Bibliogr a phic research:

- A bibliografia foi realizada após consulta das seguintes bases de dados:
  - Google Scholar (https://scholar.google.com/).
  - PubMed (https://pubmed.ncbi.nlm.nih.gov/).
  - Science Diret (https://www.sciencedirect.com/).

9. Considerações éticas:

- Respeitámos as regras de ética.

- Informámos o pessoal sobre a finalidade (objetivo) do estudo, o anonimato das respostas obtidas e a possibilidade dada a cada um de se recusar a responder ao questionário.

10. Dificuldades encontradas:

- Não foram encontradas dificuldades de maior, exceto a longa distância percorrida por mim para recolher as amostras e realizar o meu estágio PFE (aproximadamente 160 x 2 km todos os dias durante mais de uma semana).

RESULTADOS

RESULTADOS

No total, o nosso inquérito, que tem por objetivo descrever o papel dos enfermeiros na iniciação e na vigilância do tratamento com lítio , foi realizado junto de vinte enfermeiros que trabalham na enfermaria de psiquiatria "D" do hospital Razi e que aceitaram participar.

A. Dados sócio-demográficos e profissionais :

1) Distribuição por género:

O rácio entre os sexos dos nossos participantes foi de 0,65, com uma clara predominância feminina, com 7 enfermeiros do sexo masculino equivalentes a 35% e 13 enfermeiros do sexo feminino equivalentes a 65%.

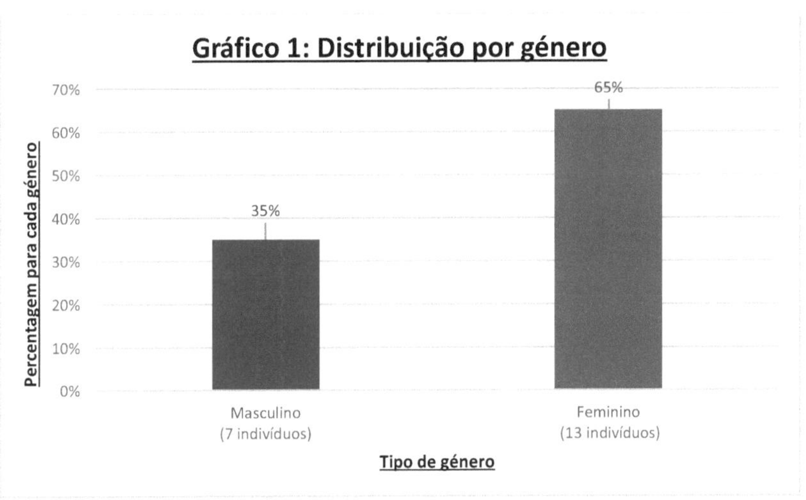

2) Distribuição por idade:

A idade média dos indivíduos era de 35 anos, com extremos que variavam entre os 23 e os 54 anos.

Observámos no histograma uma predominância de 45% (igual a 9 indivíduos) do grupo etário entre [25 - 30 anos].

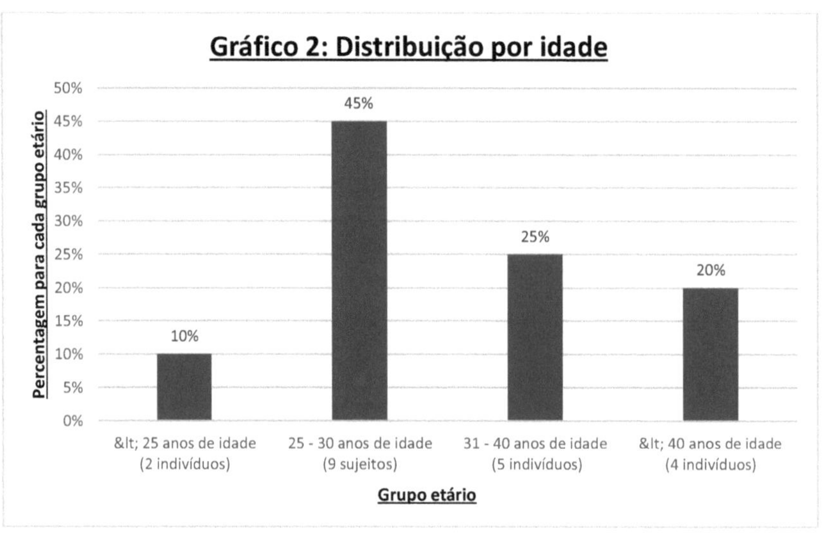

3) Distribuição por categoria:

A maioria dos sujeitos foi classificada como enfermeiros principais de saúde pública com uma percentagem de 80% (igual a 16 sujeitos).

Os restantes 20% são repartidos equitativamente entre os escalões de:

- Enfermeiro de saúde pública (10%, equivalente a 2 indivíduos).

- Enfermeiro sénior de saúde pública (10%, equivalente a 2 disciplinas).

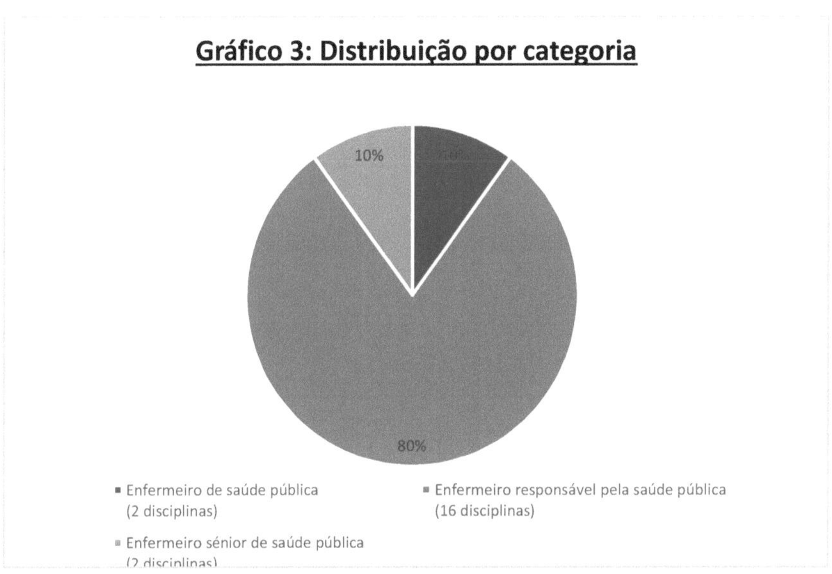

4) Distribuição de acordo com o sistema de formação profissional:

75% dos sujeitos (equivalente a 15 sujeitos) receberam formação profissional no atual regime universitário.

Os restantes 25% (5sujeitos) pertencem ao antigo regime universitário.

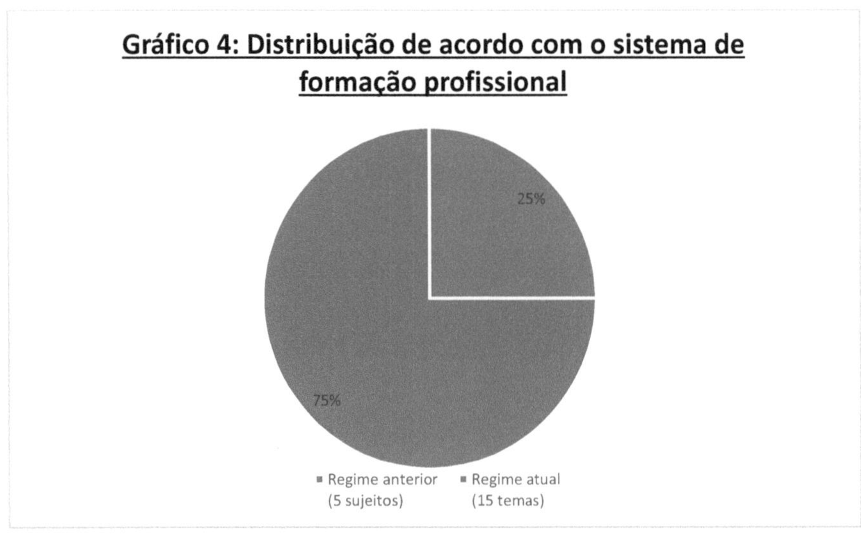

5) Distribuição de acordo com a realização de uma formação psiquiátrica:

Cinquenta e cinco por cento (equivalente a 11 indivíduos) tinham formação em psiquiatria. (Inclui: instruções, ensino, treino, mensalidades, etc.)

Os restantes 45% (equivalente a 9 sujeitos) não tinham formação em psiquiatria.

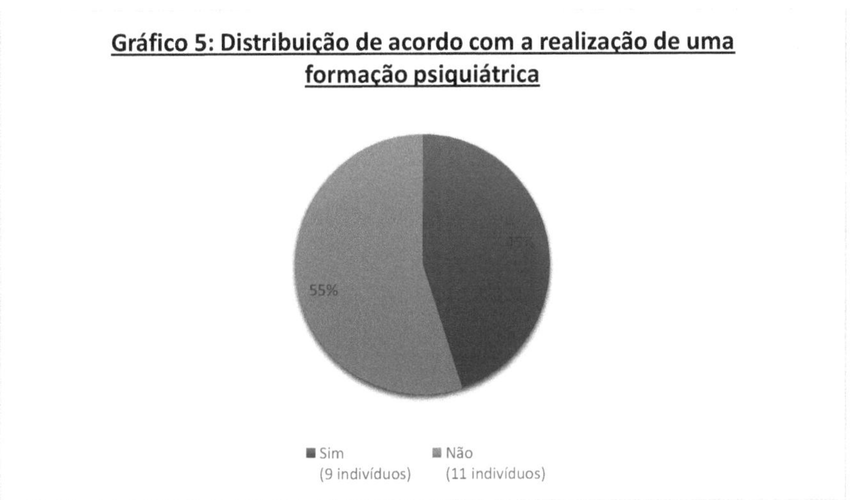

Gráfico 5: Distribuição de acordo com a realização de uma formação psiquiátrica

Nenhum dos enfermeiros recrutados recebeu qualquer formação sobre a utilização de lítio (100% responderam "Não").

		Frequência	Percentagem
Válido	Não	20	100%

Quadro 1: Formação sobre a utilização do lítio

B. as práticas dos enfermeiros e os seus conhecimentos sobre a utilização do lítio.

1) Forma farmacêutica do lítio:

A maioria dos sujeitos (85%, equivalente a 17 sujeitos) escolheu os comprimidos como a forma farmacêutica correta do lítio.

Os restantes 15% (equivalente a 3 indivíduos) declararam que o lítio é administrado sob a forma de solução injetável.

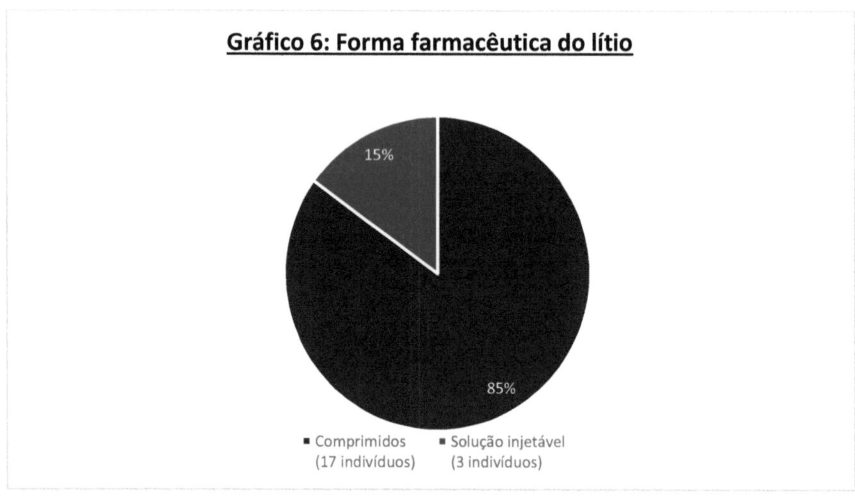

2) Dosagem de lítio:

A grande maioria dos sujeitos (85%, equivalente a 17 sujeitos) disse que a dosagem de lítio deve ser individualizada e adaptável a cada paciente.

Apenas 3 indivíduos (15%) afirmaram que a dosagem de lítio é idêntica para cada doente.

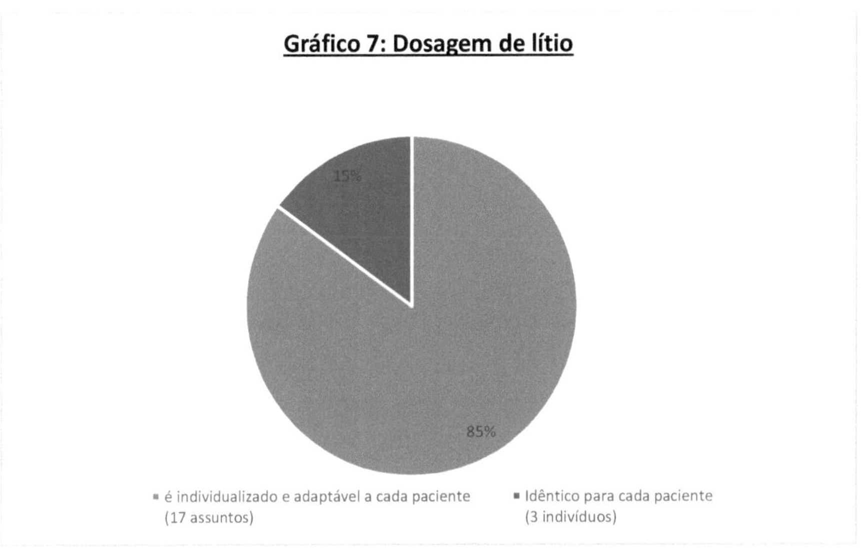

3) A indicação terapêutica do lítio:

De acordo com 40% (8 indivíduos), o lítio foi indicado para o tratamento da excitação maníaca ou hipomaníaca e para a prevenção de recaídas na perturbação bipolar e nos estados esquizoafetivos.

O lítio é indicado para a prevenção de recaídas na perturbação bipolar e nos estados esquizoafetivos, foi a resposta adoptada por 25% (5 sujeitos) (65% no total escolheram esta resposta como correta).

O lítio é indicado para o tratamento da excitação maníaca ou hipomaníaca, foi também a resposta adoptada por 25% dos outros sujeitos (65% no total escolheram esta resposta como correta).

Os restantes 10% (apenas 2 indivíduos) pensaram que a esquizofrenia é a principal indicação para o tratamento com lítio.

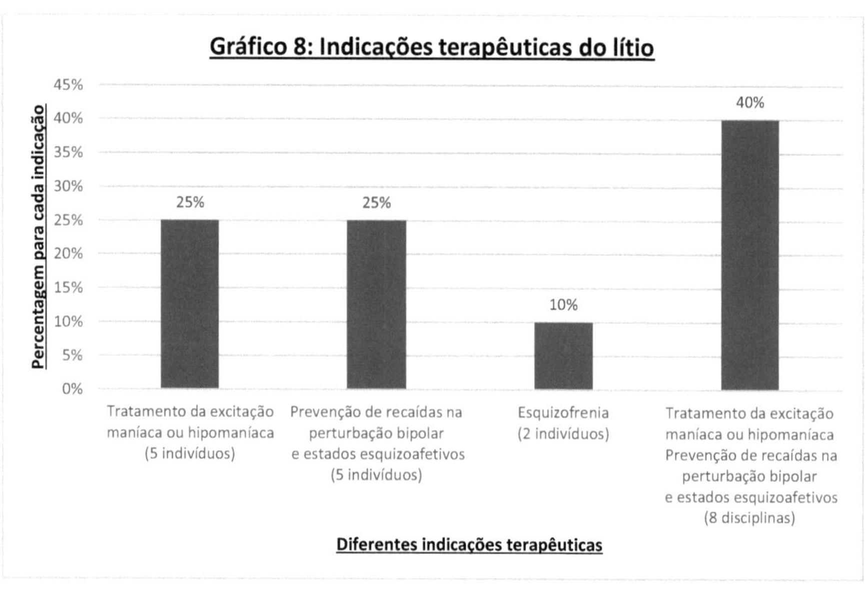

4) Contra-indicações do lítio:

A insuficiência renal foi a contraindicação mais comum para o uso do lítio, segundo 18 indivíduos (90%). Esta resposta foi a única escolhida por 8 indivíduos (40%).

A insuficiência cardíaca é a segunda resposta mais comum, com uma taxa cumulativa de 60% (12 indivíduos), tendo sido associada a outras respostas.

No quadro seguinte são apresentados mais pormenores:

		Frequência	Percentagem
Valide	Insuficiência renal	8	40%
	Insuficiência renal e insuficiência cardíaca	6	30%
	Insuficiência cardíaca e hepatotoxicidade	2	10%
	Insuficiência renal, hepatotoxicidade e insuficiência cardíaca	4	20%
	Total	20	100%

Tabela 2: Contra-indicações do lítio

5) Dose inicial:

250 mg/dia foi de longe a resposta preferida com uma taxa de 80% (16 indivíduos), Os restantes (20%, o que equivale a 4 indivíduos) disseram que é de 500 mg/dia.

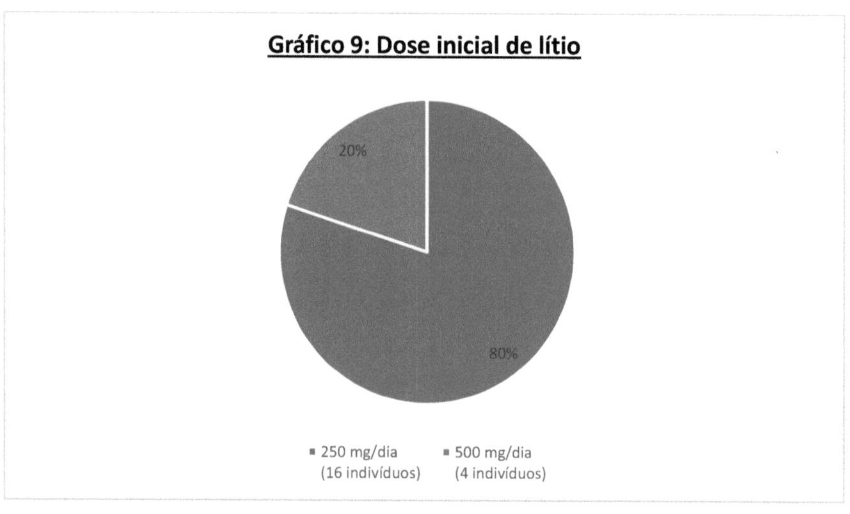

6) A avaliação pré-lítio:

O hemograma completo e o exame renal são as únicas avaliações que obtiveram uma taxa de 100% (todos os sujeitos (20) escolheram estas duas avaliações como corretas).

Todas as opções válidas são mais ou menos próximas e semelhantes, com poucas alterações

No quadro seguinte são apresentados mais pormenores:

		Frequência	Percentagem
Válido	Hemograma completo, ionograma e controlo renal	5	25%
	Hemograma completo, EEG e controlo renal	2	10%
	Hemograma completo, ionograma, PCR, controlo renal, controlo hepático e exame físico	3	15%
	Hemograma completo, ionograma, controlo renal e controlo hepático	4	20%
	Hemograma completo (CBC), controlo renal e controlo hepático	3	15%
	Hemograma completo, ionograma, EEG, controlo hepático, controlo renal e exame físico	3	15%
	Total	20	100%

Quadro 3: Avaliação pré-lítio

7) Toxicidade do lítio:

Quase todos os participantes sabem que o lítio é tóxico (90%, o que equivale a 18 indivíduos, disseram que sim).

No entanto, **10%** afirmaram que **não é tóxico.**

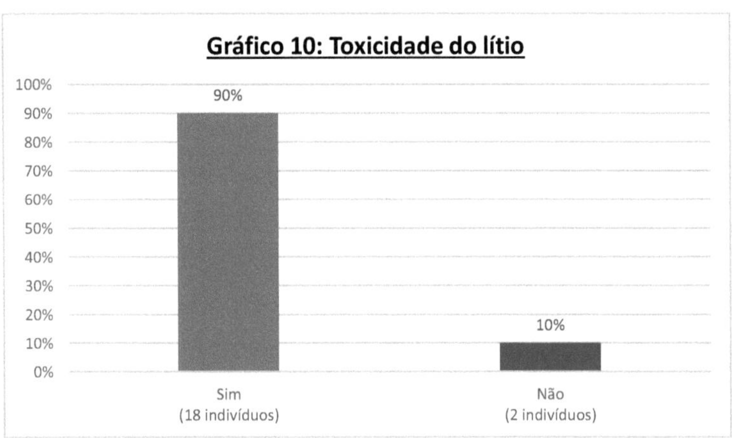

Entre os que responderam "Sim", 55% (11 indivíduos) afirmaram que o valor de toxicidade do lítio é de 2 mmol/L.

Os outros 35% (7 indivíduos) disseram que é apenas 1 mmol/L.

		Frequência	Percentagem
Valide	1 mmol/L	7	35%
	2 mmol/L	11	55%
	Não tóxico	2	10%
	Total	20	100%

Quadro 4: Valor de toxicidade

8) A fatalidade do lítio:

Apenas 65% (13 indivíduos) concordam que o lítio é fatal.

35% (7 indivíduos) afirmaram que o lítio **não** é **fatal**.

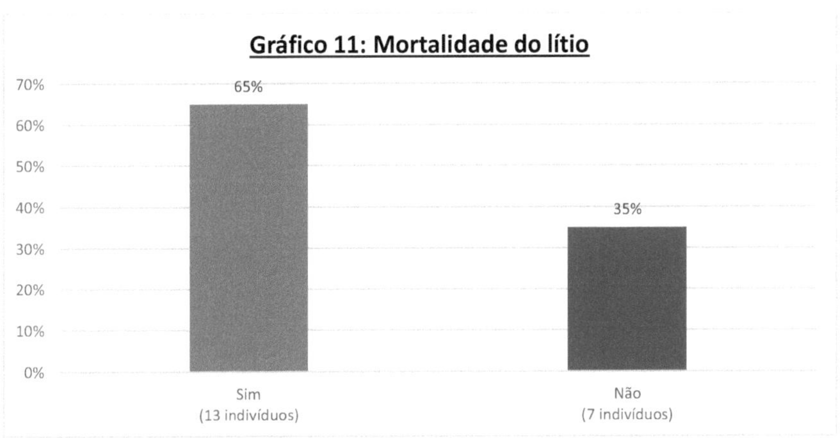

Dos que concordam que o lítio é fatal, 9 (45% da taxa de todos os sujeitos) disseram que o valor de fatalidade começa a partir de 5 mmol/L.

Os restantes 20% estão igualmente distribuídos entre 2 e 2,5 mmol/L. (10% igual a 2 indivíduos para cada).

		Frequência	Percentagem
Válido	2 mmol/L	2	10%
	2,5 mmol/L	2	10%
	5 mmol/L	9	45%
	Não é fatal	7	35%
	Total	20	100%

Quadro 5: Valor da mortalidade

9) Vigilância do lítio:

No caso de toxicidade por lítio, todos os sujeitos concordaram em contactar o médico responsável pelo doente (100%), 25% deles (5 sujeitos) escolheram-na como resposta única.

75% (15 indivíduos) tomaram a decisão de interromper imediatamente o tratamento à base de lítio.

No quadro seguinte são apresentados mais pormenores:

		Frequência	Percentagem
Válido	Chamar o médico	5	25%
	Chamar o médico, fazer uma perfusão intravenosa com sobre-hidratação e parar o lítio	13	65%
	Chamar o médico, transportar o doente para os cuidados intensivos e parar o lítio	2	10%
	Total	20	100%

Quadro 6: Medidas a tomar em relação à toxicidade do lítio

A tabela abaixo mostra o que cada sujeito concorda sobre o que vigiar nos primeiros dias de administração de lítio.

A tensão arterial estava presente na grande maioria das respostas, com uma taxa de 90% (18 indivíduos), o mesmo acontecendo com o estado de consciência, com uma taxa de 80% (16 indivíduos).

No quadro seguinte são apresentados mais pormenores:

		Frequência	Percentagem
Válido	Pressão arterial e pulso	4	20%
	Pressão arterial e pulso, convulsões e estado de consciência	6	30%
	Pressão arterial e pulso, tremores e estado de consciência	1	5%
	Estado de consciência	2	10%
	Pressão arterial e pulso, diurese, convulsões e estado de consciência	7	35%
	Total	20	100%

Tabela 7: as constantes vitais para vigiar os primeiros dias de administração de lítio

DISCUSSÃO

DISCUSSÃO

A. Recapitulação geral :

O nosso estudo baseia-se no papel dos enfermeiros na iniciação e na vigilância do tratamento do lítio. Para o efeito, realizámos um inquérito a uma amostra de vinte enfermeiros ou sujeitos, como referido no estudo (número total de sujeitos = 20) que trabalhavam na enfermaria de psiquiatria "D" do hospital Razi, nas alas masculina e feminina, incluindo dezoito enfermeiros principais de saúde pública, dois enfermeiros de saúde pública e dois enfermeiros principais de saúde pública. Este estudo tem como principal objetivo a avaliação dos enfermeiros e dos seus conhecimentos no que diz respeito à manipulação do lítio no tratamento de doentes com perturbação bipolar e, eventualmente, a criação de um protocolo para a utilização do lítio pelos enfermeiros no tratamento de doentes com esta perturbação.

O nosso inquérito foi realizado com uma amostra com uma relação de género igual a 0,65. A faixa etária predominante situava-se entre os 25 e os 30 anos e 75% pertenciam ao novo regime Universitário.

Além disso, 55% (11 sujeitos) tiveram uma formação em psiquiatria, que inclui: instruções, ensino, treino, mensalidades, etc., enquanto os outros 45% (9 sujeitos), ou seja, quase metade, não tiveram qualquer tipo de formação em psiquiatria e nenhum dos sujeitos (todos os sujeitos) recebeu qualquer formação sobre a utilização do lítio.

B. as práticas dos enfermeiros e os seus conhecimentos sobre a utilização do lítio no seu trabalho :

O que é o lítio?

Na natureza, o lítio é um elemento químico com o símbolo "Li" na tabela periódica e com o número atómico 3. É um metal alcalino macio, branco-prateado. Em condições normais, é o metal mais leve e o elemento sólido mais leve. Como todos os metais alcalinos, o lítio é altamente reativo e inflamável, e deve ser armazenado em óleo mineral[7].

Em termos médicos, o lítio é um tratamento autorizado para a perturbação afectiva bipolar e a depressão. É utilizado essencialmente em três situações: tratamento agudo da mania, profilaxia de recaídas na perturbação bipolar e reforço dos antidepressivos na depressão recorrente refractária ao tratamento. A sua utilização para estas indicações é apoiada pelas diretrizes do NICE para a depressão **(NICE, 2004)** e para a perturbação bipolar **(NICE, 2006)**. O lítio também protege contra o suicídio na depressão unipolar **(Guzzetta et al, 2007)**, bem como na doença bipolar **(Goodwin et al, 2003)**. O lítio é sobretudo um tratamento a longo prazo para a maioria dos doentes e, por vezes, é prescrito para toda a vida[5].

Ao longo dos anos, este elemento tem provado ser o pilar do tratamento da perturbação bipolar, mas a individualização da dose, a medição da concentração sérica do fármaco e a monitorização das reacções adversas são vitais para maximizar a resposta terapêutica e melhorar a tolerância, devido ao índice terapêutico estreito e às interações medicamentosas deste tratamento. Na maioria dos casos, o lítio será iniciado por um especialista, mas tanto o médico de clínica geral (GP) como os enfermeiros registados (RN) têm um papel importante e vital a desempenhar para garantir uma gestão óptima[6].

De acordo com o nosso estudo, apenas 40% dos inquiridos, ou seja, menos de metade, afirmam que o lítio está indicado para o tratamento da excitação maníaca ou hipomaníaca e para a prevenção de recaídas na perturbação bipolar e nos estados esquizoafetivos. Apesar disso, até 85% dos inquiridos consideram que a forma farmacêutica correta do lítio é apenas em comprimidos e que a sua dosagem deve ser individualizada e adaptada a cada doente e não uma dosagem idêntica para todos.

Quanto à dose de iniciação, 250 mg/dia foi de longe a resposta preferida, com uma taxa de 80%. No entanto, a razão mais comum para esta escolha foi o facto de "250 mg/dia" ser a menor quantidade disponível na pergunta em questão e não por saberem necessariamente que era o valor correto da dose de iniciação. Além disso, mais do que um sujeito afirmou que **<<Quanto menos se dá, melhores são os resultados>>**. Esta afirmação é de certa forma correta devido ao estreito intervalo terapêutico do lítio, ou seja, existe uma pequena margem entre uma dose eficaz e uma dose tóxica. O intervalo terapêutico é geralmente aceite como sendo de 0,5-0,8 mmol/L. [5] Por conseguinte, o lítio deve ser iniciado com doses baixas e aumentado periodicamente de acordo com as necessidades do doente.

C. A fase pré-lítio :

Apesar do sucesso considerável alcançado pelo lítio, este continua a ser um medicamento que, em comparação com a maioria dos medicamentos psicotrópicos, é mais difícil de manusear, o que se deve em grande parte ao seu índice terapêutico estreito, como já foi referido. Juntamente com as preocupações relativas à sua tolerabilidade e aos riscos a longo prazo, esta é uma das razões pelas quais o lítio é subutilizado na prática clínica em todo o mundo. Existe também a perceção de que a monitorização frequente e fiável das concentrações plasmáticas de lítio é difícil. No entanto, quando utilizado corretamente, o lítio é geralmente bem tolerado e não é demasiado complicado de administrar, pelo que devemos ter em consideração alguns factores como as contra-indicações para a terapêutica com lítio e uma avaliação pré-lítio completa e exaustiva. De facto, antes de o doente iniciar a terapêutica com lítio, deve ser feita uma história completa e deve ser realizada uma avaliação médica exaustiva.

As contra-indicações mais notórias e críticas são a insuficiência renal aguda e o enfarte agudo do miocárdio e/ou quaisquer perturbações do ritmo cardíaco, porque podem levar a uma alteração inespecífica da repolarização/disfunção da geração de impulsos e da condução, juntamente com um declínio modesto da função renal que pode levar a doenças nefrogénicas e outras doenças relacionadas[9].

A insuficiência renal é a contraindicação mais comum para o uso da terapia com lítio, segundo 90% dos nossos sujeitos (18), sendo que esta resposta foi escolhida apenas por 40% (8 sujeitos), o que significa que pelo menos 40% não se aperceberam de que as doenças relacionadas com o coração são igualmente perigosas. A associação destas duas contra-indicações foi escolhida por apenas 50% dos nossos sujeitos, 20% dos quais acrescentaram a hepatotoxicidade às suas respostas.

Uma outra fase importante é a avaliação pré-lítio, na qual o hemograma completo e o controlo renal foram ambos considerados por todos (100%) como devendo ser incluídos.

Apenas 15% (o equivalente a 3 indivíduos) obtiveram uma avaliação completa e minuciosa antes do lítio, que inclui: hemograma completo, ionograma, eletroencefalograma (EEG), controlo hepático e exame físico.

D. Toxicidade e mortalidade do lítio :

Apesar da sua aceitação praticamente universal como padrão de ouro no tratamento da perturbação bipolar, as taxas de prescrição de lítio têm vindo a diminuir recentemente. Embora esta observação seja multifatorial, um potencial contribuinte óbvio é a carga de efeitos secundários e de toxicidade associada ao lítio. Além disso, as preocupações letais relatadas desempenham certamente algum papel na não adesão ao lítio. Este facto deve-se à fraca tolerância demonstrada pelos enfermeiros[8].

De facto, de acordo com o nosso estudo, apesar de 90% dos nossos sujeitos saberem que o lítio pode ser tóxico, apenas 55% deles sabem realmente que o valor tóxico mínimo correto é de 2 mmol/L e os outros 10% disseram que o lítio não é de todo tóxico.

Além disso, apenas 65% (13 indivíduos) concordam que o lítio pode ser fatal em grandes doses. Os restantes 35% (7 indivíduos) afirmam que o lítio não é nem pode ser fatal.

Este é um facto perigoso e crítico, pois significa que, da nossa amostra, pelo menos 7 enfermeiros podem, de facto, levar os doentes à morte sem se aperceberem.

E. Vigilância do lítio:

Os efeitos secundários e as potenciais toxicidades e mortes estão na origem, pelo menos em parte, da diminuição da utilização do lítio na última década ou mais. No entanto, na maioria dos casos, os episódios tóxicos e mortais do lítio são facilmente evitáveis se houver uma educação e uma monitorização simples e adequadas . Os enfermeiros devem estar cientes dos efeitos secundários comuns do lítio e informar o médico da enfermaria se tiverem quaisquer preocupações. Além disso, devem monitorizar o doente e informar imediatamente o médico da enfermaria se surgirem quaisquer sintomas de toxicidade do lítio[4].

De acordo com o nosso estudo, em caso de toxicidade do lítio, todos os sujeitos (100%) concordaram em contactar o médico responsável pelo doente, 75% dos quais disseram para interromper imediatamente o tratamento à base de lítio e 13 dos quais (o que equivale a 65% do total de sujeitos) optaram por fazer uma perfusão intravenosa com sobre-hidratação.

Não esquecer que, de todos os sujeitos, apenas 10% (2 sujeitos) responderam afirmativamente para transportar o doente para os cuidados intensivos.

Relativamente às constantes vitais a vigiar nos primeiros dias de administração de lítio, a avaliação da pressão arterial e do pulso do doente foi a resposta mais comum, com uma taxa de 90%. Quanto ao estado de consciência, 80% concordaram afirmativamente que a sua monitorização é essencial, enquanto a monitorização da presença de convulsões obteve uma taxa de 65%.

É do conhecimento geral que um dos efeitos secundários do lítio é o aumento da urina, apesar disso, apenas 35% da nossa amostra concordou em monitorizar a diurese, para além de que apenas um indivíduo concordou que a monitorização dos tremores também é importante.

F. Pontos fortes e limitações do estudo:

1) Pontos fortes:

- Este estudo é realizado pela primeira vez no hospital Razi como tese de fim de curso, pelo que constitui um mecanismo ideal para compreender melhor o lítio e a sua utilização médica graças à combinação de muitos estudos e artigos internacionais diferentes, bem como de um questionário exaustivo a um grupo de enfermeiros psiquiátricos.

- Um dos principais objectivos a atingir com este estudo é a criação de um protocolo que visa orientar os enfermeiros sobre a forma de manipular e administrar o lítio a doentes que sofrem de perturbação bipolar, bem como o procedimento a adotar em caso de toxicidade do lítio.

- Este estudo permite vigiar em profundidade um grupo de enfermeiros (sujeitos = 20) através de um questionário e de uma vigilância em direto durante um período de 4 semanas, a fim de compreender melhor as suas acções e discursos quotidianos relativos à manipulação do lítio.
-

2) Limitações:

- Limitámos o nosso estudo a apenas um departamento específico (Departamento de Psiquiatria "D" do hospital Razi), pelo que este estudo pode não ser exato para todos os outros departamentos ou instalações.

- Devido à limitação a apenas um departamento, adquirimos um pequeno número de disciplinas (20 no total).

- Devido ao número limitado de temas, os resultados e as percentagens podem não ser perfeitamente exactos e adaptáveis a todos os departamentos e outras instalações.

CONCLUSÃO

CONCLUSÃO

O lítio é verdadeiramente único; possui propriedades que o tornam um estabilizador de humor eficaz, além de demonstrar efeitos anti-suicidas e antidepressivos.

Apesar do sucesso considerável alcançado pelo lítio ao longo de 50 anos, este continua a ser uma faca de dois gumes . Em comparação com a maioria dos medicamentos psicotrópicos, é mais difícil de manusear, em grande parte devido ao seu índice terapêutico estreito . A par das preocupações relativas à sua tolerabilidade e aos riscos a longo prazo. No entanto, na maioria dos casos, os episódios tóxicos e fatais do lítio, juntamente com os seus efeitos secundários, são facilmente evitáveis e controláveis se houver uma educação e uma monitorização simples e adequadas, mas a sua utilização a longo prazo e, por vezes, mesmo ao longo da vida, manterá sempre a possibilidade de ocorrência destes riscos, razão pela qual os enfermeiros devem estar sempre preparados e vigilantes, o que, infelizmente, não é o caso, de acordo com o que discutimos e observámos nos nossos resultados[10].

Dito isto, elaborámos um estudo baseado num questionário composto por vinte e três perguntas diferentes, entregues e respondidas por vinte enfermeiros da enfermaria de psiquiatria "D" do hospital Razi.

O nosso principal objetivoera especificamente avaliar e compreender o papel dos enfermeiros na iniciação e vigilância do tratamento do lítio.

Os resultados do nosso estudo mostram que, apesar de 90% dos nossos inquiridos saberem que o lítio pode ser tóxico, apenas 55% deles conhecem realmente o seu valor tóxico mínimo correto, além disso, apenas 65% concordam que o lítio pode ser fatal em grandes doses, os outros 35% disseram que o lítio não é nem pode ser fatal. Este é um facto perigoso e crítico, pois significa que, da nossa amostra, pelo menos 7 enfermeiros podem, de facto, levar os doentes à morte sem sequer se aperceberem disso.

Mesmo antes de iniciar o tratamento, apenas **15% dos sujeitos** efectuaram uma avaliação pré-lítio completa e minuciosa, o que só vem agravar os perigos que já discutimos. Não esquecer que, de todos os sujeitos, apenas 10% responderam afirmativamente para transportar o doente para os cuidados intensivos, apesar da criticidade da situação.

Apesar de todos estes resultados negativos e infelizes, a esperança de uma melhor compreensão e gestão deste tratamento continua a ser muito possível e alcançável com uma simples educação e, para isso, tentámos estabelecer um protocolo simples montado a partir de estudos mundiais para melhor ajudar e educar os nossos enfermeiros quanto à importância do seu papel no que diz respeito à manipulação, administração e vigilância do lítio.

Será que os efeitos secundários do lítio e as potenciais toxicidades e mortes continuarão a estar na base de, pelo menos, parte da diminuição da sua utilização, como aconteceu na última década ou mais, ou será que o exército de branco, com os seus conhecimentos e educação, vai prevalecer e mudar esse facto infeliz?

REFERÊNCIAS

R EFERÊNCIAS

[1] Malhi GS, Bassett D, Boyce P, Bryant R, Fitzgerald PB, Fritz K, Hopwood M, Lyndon B, Mulder R, Murray G, Porter R. Diretrizes de prática clínica para as perturbações do humor do Colégio Real de Psiquiatras da Austrália e da Nova Zelândia. Australian & New Zealand Journal of Psychiatry. 2015 Dec;49(12):1087-206.[online]. https://scholar.google.com/scholar?hl=en&as_sdt=0%2C5&q=Royal+Australian+and+New+Zealand+College+of+Psychiatrists+clinical+practice+guidelines+for+mood+disorders&btnG= . Consultado em 25 de maio de 2021

[2] Gitlin, M. Lithium side effects and toxicity: prevalence and management strategies (Efeitos secundários e toxicidade do lítio: prevalência e estratégias de gestão). Int J Bipolar Disord. 2016 Dec;4(1):27. [online]. https://scholar.google.com/scholar?hl=en&as_sdt=0%2C5&q=Lithium+side+effects+and+toxicity%3A+prevalence+and+management+strategies&btnG= . Consultado em 25 de maio de 2021

3] Haste J. Guidelines for the Prescribing and Monitoring of Inpatient Lithium Therapy [Diretrizes para a Prescrição e Monitorização da Terapia de Lítio em Internamento]. 2017 Mar.[online].

http://scholar.googleusercontent.com/scholar?q=cache:5gjw2hpmeHQJ:scholar.google.com/+guidelines+for+the+prescribing+and+monitoring+of+inpatient+lithium+therapy&hl=en&as_sdt=0,5 . Consultado em 25 de maio de 2021

[4] Associação Americana de Psiquiatria. Manual de diagnóstico e estatística das perturbações mentais (DSM-5®). American Psychiatric Pub; 2013 May 22.[online]. https://scholar.google.com/scholar?hl=en&as_sdt=0%2C5&q=American+Psychiatric+Association.+Diagnostic+and+statistical+manual+of+mental+disorders&btnG= . Consultado em 25 de maio de 2021

[5] Collins N, Barnes TR, Shingleton-Smith A, Gerrett D, Paton C. Standards of lithium monitoring in mental health trusts in the UK. BMC psychiatry. 2010 Dec;10(1):1-7.[online]. https://bmcpsychiatry.biomedcentral.com/articles/10.1186/1471-244X-10-80 . Consultado em 25 de maio de 2021

[6] Diretrizes de prática clínica da Austrália e da Nova Zelândia para o tratamento da perturbação bipolar. Aust NZ J Psychiatry 2004;38:280-305.[online]. https://pubmed.ncbi.nlm.nih.gov/15144505/ . Consultado em 25 de maio de 2021

[7] Tarascon JM. Será o lítio o novo ouro? Nature chemistry. 2010 Jun;2(6):510-.519.[online]. https://scholar.google.com/scholar?hl=en&as_sdt=0%2C5&q=Is+lithium+the+new+gold%3F&btnG= . Consultado em 25 de maio de 2021

[8] McKnight RF, Adida M, Budge K, Stockton S, Goodwin GM, Geddes JR. Lithium toxicity profile: a systematic review and meta-analysis. Lancet. 2012 Feb 25;379(9817):721-8.[online]. https://www.sciencedirect.com/science/article/abs/pii/S014067361161516X . Consultado em 26 de maio de 2021

9] Bauer M. The essential guide to lithium treatment [O guia essencial para o tratamento do lítio]. Springer; 2016 May 19.[online]. https://scholar.google.com/scholar?hl=en&as_sdt=0%2C5&q=essential+guide+to+lithium&oq=essen . Consultado em 26 de maio de 2021

[10] Findling RL, Kafantaris V, Pavuluri M, McNamara NK, McClellan J, Frazier JA, Sikich L, Kowatch R, Lingler J, Faber J, Rowles BM, Clemons TE, Taylor-Zapata P. Dosing strategies for lithium monotherapy in children and adolescents with bipolar I disorder. J Child Adolesc Psychopharmacol. 2011 Jun;21(3):195-205.[online]. https://scholar.google.com/scholar?hl=en&as_sdt=0%2C5&q=Dosing+strategies+for+lithium+monotherapy+in+children+and+adolescents+with+bipolar+I+disorder&btnG= . Consultado em 26 de maio de 2021

ANEXOS

ANEXOS

A. Anexo 1:

- ***Bom dia!***

Muito obrigado por ter tido tempo para responder ao meu questionário. As suas respostas serão o ponto de partida para a realização da memória óptima.

Alors encore une fois, MERCI !

- ***Este questionário incide sobre o lítio e o que os informadores sabem.***
- ***Este questionário contém 23 perguntas.***

1/ Sexo :

Mâle ☐ mulher ☐

2/ Âge :

Menos de 25 anos ☐ De 25 a 30 anos ☐ De 31 a 40 anos ☐ Mais de 40 anos ☐

3/ Grau :

- Enfermeiro da saúde pública ☐
- Enfermeiro principal da saúde pública ☐
- Infirmier major de la santé publique ☐
- Infirmier major principal de la santé publique ☐
- Inspetor-Geral da Saúde Pública ☐

4/ A que regime pertence?

Antigo regime ☐ Regime atual ☐

5/ Tem formação em psiquiatria?

Oui ☐ Não ☐

6/ Teve alguma formação sobre a utilização do lítio?

Oui ☐ Não ☐

7/ Qual é a forma galénica utilizada para administrar o lítio?

- Comprimidos sensíveis ☐
- Solução injetável ☐
- Pommade ☐
- Aérosols ☐
- Suporte ☐

8/ Qual é a posologia do lítio?

- A posologia deve ser individualizada para cada doente de acordo com as concentrações sanguíneas e a resposta clínica ☐

- A posologia deve ser a mesma para todos os doentes, de modo a atingir um valor único que indique a eficácia do tratamento ☐

- A posologia não é mais importante na administração do lítio ☐

9/ Indicações terapêuticas principais do lítio ?

- Tratamento curativo dos estados de excitação maníaca ou hipomaníaca. ☐

- Prevenção de recaídas de problemas bipolares e de estados esquizo-afectivos intermitentes. ☐
- Em caso de presença da doença de Alzheimer. ☐
- Insónia. ☐
- A esquizofrenia em todas as suas formas. ☐

10/ A que família terapêutica pertence o lítio?

- Os neurolépticos ☐
- Os anti-histamínicos ☐
- Os timorreguladores ☐
- Os anti-imprensa ☐
- Os contraceptivos ☐
- Os ansiolíticos. ☐
- Os Antipsicóticos ☐
- Os Antalgiques. ☐

11/ Entre as contra-indicações para a utilização de lítio, refira-se :

- Insuficiência renal ☐
- Toxicidade digestiva ☐
- Hépatotoxicidade ☐
- Insuficiência cardíaca. ☐
- Vomissements ☐
- Problemas sensoriais ☐
- Os anti-inflamatórios ☐
- Diabetes ☐

12/ La dose d'initiation est :

- 250 mg/j ☐
- 500 mg/j ☐
- 750 mg/j ☐
- 1 g/j ☐

13/ Aumentar a dose de lítio para : 75 mg /j ☐ , 100 mg /j ☐ , 125 mg /j ☐ .

Todos os dias ☐ , 2-3 jours ☐ .

Até chegar a uma litémia compreendida entre: 0,4-0,6 mmol /L ☐, 0,6-0,8 mmol /L ☐, 0.8-0.9 mmol /L ☐.

14/ O(s) aparelho(s) de tratamento à base de lítio é (são) :

- ATARAX 40 mg ☐
- TERALITHE LP 400 mg ☐
- FLUOXETINA CÁPSULAS ☐
- ANTI STRESS 24 ☐
- ATARAX 25 mg ☐
- TERALITHE 250 mg ☐
- KLIPAL CODEÍNA 25mg ☐

15/ O balanço pré-lítio compreende :

- NFS ☐
- Ionograma ☐
- PRC ☐
- Biopsia + exame anapático ☐
- EEG ☐
- Boletim de saúde ☐
- Livro de registos ☐
- Um comentário ☐
- Exame físico minucioso ☐
- Scanner torácico ☐

16/ O lítio, é tóxico?

Oui ☐ Não ☐

17/ est-il fatal ? :

Oui ☐ Não ☐

18/ A partir de que valor é que ele é fatal?

- 2 mmol/L ☐
- 2,5 mmol/L ☐
- 5 mmol/L ☐
- O lítio não é mais fatal ☐

19/ A partir de que litémia se fala de uma toxicidade?

- 0,8 mmol/L ☐
- 1 mmol/L ☐
- 2 mmol/L ☐
- Não existe qualquer toxicidade para o lítio ☐

20/Parmi les signs de toxicité on a :

- Vomissement ☐
- Estado de confusão ☐
- Prisão de ventre ☐
- Polyurie ☐
- Hiperatividade ☐
- Hipocaliémia ☐

21/ Qual é a conduta a seguir face a uma toxicidade por lítio?

- Contactar o médico ☐
- Injeção de Artane ☐
- Realizar uma perfusão intra-vesical com uma hiper-hidratação ☐
- Transportar o doente em reanimação ☐
- Arrêter le Lithium ☐
- Lui donner un correcteur ☐

22/ Quais são as principais contra-indicações da utilização de lítio?

- Um tumor maligno ☐
- Grossesse ☐
- Insuficiência renal ☐
- Anémie ☐
- Doenças cardiovasculares não equilibradas ☐

23/ Quais são os elementos a monitorizar nos primeiros dias de administração do lítio?

- Tensão artística e bolsas ☐
- Diurese ☐
- A glicémia ☐
- As convulsões ☐
- O tremor ☐
- Diarreia ☐
- Prisão de ventre ☐
- Estado de consciência ☐

B. Anexo 2:

Protocolo de administração e controlo do lítio para os enfermeiros

I. Fase pré-lítio:

- **É utilizado essencialmente em três situações:**
  1. o tratamento agudo da mania
  2. profilaxia na perturbação bipolar
  3. para aumentar o efeito dos antidepressivos na depressão recorrente refractária ao tratamento.

- **O lítio é absolutamente contraindicado em casos de:**
  1. Insuficiência renal aguda
  2. insuficiência cardíaca
  3. Dieta sem sal

- **A sua avaliação pré-lítio deve conter:**
  1. Hemograma completo (CBC)
  2. Controlo renal
  3. Ionograma
  4. um eletroencefalograma (EEG)
  5. controlo hepático
  6. Um exame de saúde do coração com um eletrocardiograma (ECG)

II. fase de lítio:

Atenção: o lítio é tóxico e fatal!

- **esteja ciente dos efeitos secundários comuns do lítio listados abaixo e informe o médico da enfermaria se tiver dúvidas:**
  1. Boca seca ou sabor metálico na boca
  2. Sede
  3. Urinar mais
  4. Tonturas
  5. Diarreia ligeira ou náuseas (particularmente no início e no aumento da dose)
  6. Tremor ligeiro ou tremor fino da(s) mão(s)
  7. Aumento de peso

- **monitorizar o doente e informar imediatamente o médico da enfermaria se surgirem quaisquer sintomas de toxicidade do lítio, tais como**
  1. Tremor ou abanão grave ou grosseiro das mãos
  2. Visão turva
  3. Dor de estômago acompanhada de vómitos ou diarreia grave
  4. Insegurança dos pés
  5. Dificuldade em falar ou palavras arrastadas
  6. Contorções musculares
  7. Falta de jeito
  8. Confusão
  9. Fraqueza muscular

Tenha em atenção que a toxicidade ocorre quando a concentração de lítio no sangue é superior a 2 mmol/L

- **Em caso de sintomas de toxicidade:**
  1. **PARAR** imediatamente o lítio
  2. Verificar com urgência os níveis de lítio no plasma (o doente pode necessitar de ser transferido para os cuidados intensivos ou para uma unidade médica para reidratação e reposição de sódio).
  3. Efetuar um gotejamento intravenoso com sobre-hidratação
  4. Chamar o médico de guarda

III. Fase de pós-iniciação:

- **Assegurar que os seguintes aspectos são discutidos com o doente (podem ser encontrados no Lithium:**
  1. A dose que deve ser tomada aquando da alta e a sua frequência
  2. A data da próxima consulta para uma análise ao sangue
  3. A importância dos registos dos doentes
  4. A necessidade de tomar lítio à mesma hora todos os dias (normalmente na
noite).

C. Anexo 3:

O lítio na tabela periódica dos elementos:

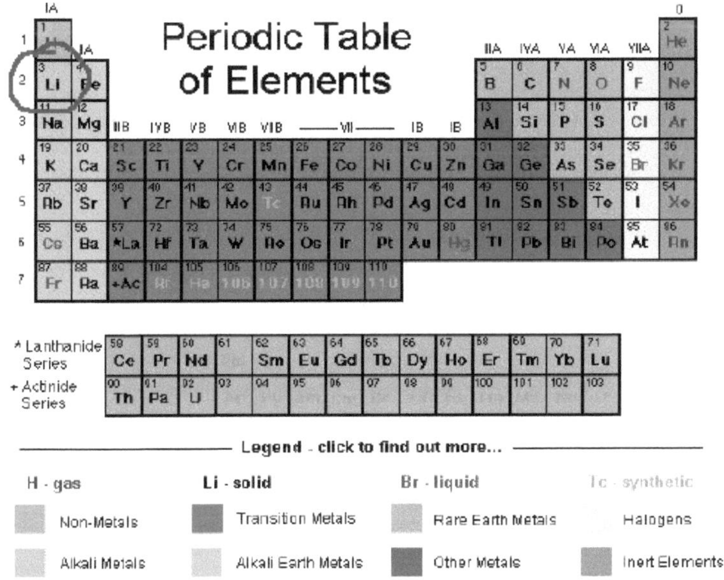

Papel dos enfermeiros na iniciação e vigilância do tratamento com lítio

Sinopse

Introdução: O lítio é um tratamento autorizado para a perturbação afectiva bipolar e a depressão. É de longe o melhor tratamento para esta perturbação em particular; no entanto, continua a ser um medicamento que, em comparação com a maioria dos medicamentos psicotrópicos, é mais difícil de manusear, o que se deve em grande parte ao seu índice terapêutico estreito e aos seus efeitos secundários a longo prazo. Os enfermeiros psiquiatras devem estar conscientes dos efeitos secundários e dos perigos que este tratamento pode provocar a longo e a curto prazo. No entanto, na maioria dos casos, os episódios tóxicos e fatais do lítio são facilmente evitáveis se houver uma educação e um controlo simples e adequados.

Material(is) e método(s): Para responder à nossa questão de investigação, realizámos um estudo que visa avaliar os enfermeiros e os seus conhecimentos no que diz respeito à manipulação do lítio no tratamento de doentes com doença bipolar, para eventualmente criar um protocolo para a utilização do lítio pelos enfermeiros no tratamento de doentes com esta doença.

Resultados: No total, o nosso inquérito, que tem por objetivo descrever o papel dos enfermeiros na iniciação e na vigilância do tratamento do lítio, foi realizado junto de vinte enfermeiros ou sujeitos, como referido no estudo (número total de sujeitos = 20) que trabalham na enfermaria de psiquiatria "D" do hospital Razi e que aceitaram participar no nosso humilde estudo.

Discussão: O nosso estudo baseia-se no papel dos enfermeiros na iniciação e vigilância do tratamento do lítio. Para tal, realizámos um inquérito a uma amostra de vinte enfermeiros ou sujeitos, como referido no estudo, que trabalhavam na enfermaria de psiquiatria "D" do hospital Razi. O objetivo do nosso trabalho foi avaliar o nível de conhecimento dos enfermeiros relativamente à manipulação do lítio no tratamento de doentes com doença bipolar.

Conclusão: Apesar do sucesso considerável alcançado pelo lítio ao longo de 50 anos, continua a ser uma faca de dois gumes, em grande parte devido ao seu índice terapêutico estreito, com isso, os enfermeiros são subformados quando se trata de sua utilização no tratamento de pacientes com transtorno bipolar e por isso tentamos fazer um protocolo para tornar muito mais simples para eles.

Palavras-chave: Lítio, perturbação bipolar, enfermeiros psiquiátricos.

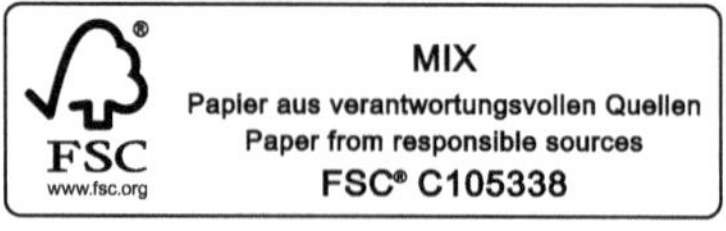

Printed by Books on Demand GmbH, Norderstedt / Germany